HAMMAM-R'IRHA

Station d'Hiver pour les Goutteux et les Rhumatisants

PAR

Le Dr T. LANDER BRUNTON
MÉDECIN ADJOINT DE L'HÔPITAL SAINT-BARTHÉLEMY

TRADUCTION ET INTRODUCTION PAR LE Dr LONGUET
MÉDECIN-MAJOR AU 4e CUIRASSIERS

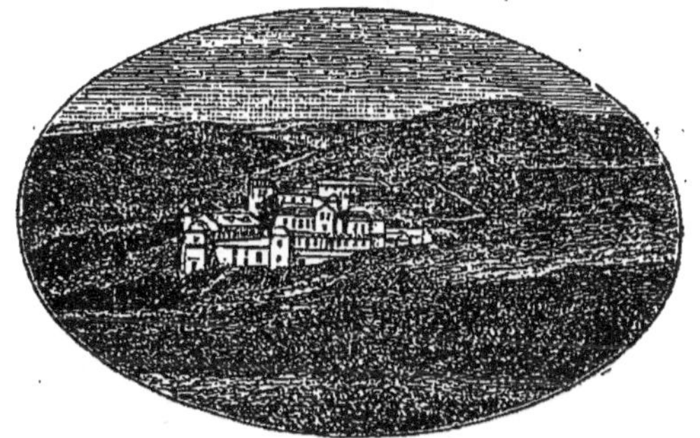

ALGER A BOU-MEDFA	Matin	Matin	Soir
ALGER	6 »	9 15	12 40
Agha	6 05	9 24	12 49
Hussein-Dey ..	6 15	9 34	1 »
Maison-Carrée.	6 23	9 45	1 10
Gué-de-Constan-tine	6 32	9 54	1 20
Baba-Ali (Arrêt).	»	10 04	1 31
Birtouta	6 49	10 15	1 42
Boufarik	7 10	10 42	2 09
Beni-Méred ...	7 23	11 07	2 30
BLIDA.........	7 41	11 21	2 57
La Chiffa......	7 41	11 53	2 75
Mouzaïaville...	8 04	12 07	3 24
El-Affroun.....	8 17	12 18	3 43
Oued-Djer	8 33	1 11	4 02
Bou-Medfa....	9 04	1 54	4 31

DE BOU-MEDFA A ALGER	Matin	Soir	Soir
Bou-Medfa....	7 33	1 50	7 08
Oued-Djer.....	7 54	2 22	7 26
El-Affroun	8 20	3 08	7 42
Mouzaïaville...	8 33	3 25	7 52
La Chiffa......	8 47	3 40	8 01
BLIDAH	9 22	4 15	8 26
Beni-Méred....	9 34	4 31	8 36
Boufarik	9 56	4 54	8 52
Birtouta	10 16	5 18	9 08
Baba-Ali (Arrêt).	10 27	5 33	»
Gué-de-Constan-tine	10 38	5 49	9 25
Maison-Carrée.	10 48	6 03	9 34
Hussein-Dey ..	11 02	6 17	9 42
Agha	11 18	6 33	9 53
ALGER	11 25	6 07	10 »

ALGER. — TYP. P. FONTANA ET Cie

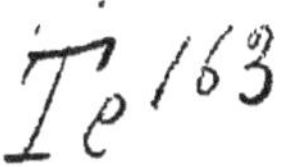

PUBLICATIONS DU Dr LONGUET

——

1° Mémoire sur les Vaccinations pratiquées dans le cercle de Cherchell (1875). — Médaille d'or de l'Académie de Médecine.

——

2° La Méthode de Brand dans la fièvre typhoïde d'Algérie. — *Recueil de Médecine militaire*, 1879.

——

3° Eaux thermales des environs de Lalla-Maghnia : une nouvelle source chlorurée sulfurée chaude. — 1880.

HAMMAM-R'IRHA

STATION D'HIVER POUR LES GOUTTEUX ET LES RHUMATISANTS

PAR

Le Dʳ T. Lander Brunton

Médecin adjoint de l'Hôpital Saint-Barthélemy.

———

TRADUCTION ET INTRODUCTION PAR LE Dʳ LONGUET

Médecin-major au 4ᵉ Cuirassiers.

———

INTRODUCTION

La pratique médicale n'est rien moins qu'exompto de ce travers, si souvent relevé, de l'esprit français : l'indifférence ou le mépris des productions locales et le culte des réputations faites à l'étranger. Que de médications, que de médicaments nés sur notre sol, émigrés au milieu de l'indifférence générale, puis faisant plus tard, sous une étiquette ou sous un patronage étrangers, une rentrée triomphale !

Il n'a pas moins fallu que les tristes événements de 1870 et les amers retours qui ont suivi, il n'a pas été trop des démonstrations chaleureuses des Gubler et des Durand-Fardel, pour nous convaincre que le sol français était assez riche et au-delà, en ressources thermales, pour n'avoir rien à revendiquer des stations étrangères. Qui oserait même affirmer que la conviction a été faite par tous ? « Et cependant, comme le dit si bien Durand-Fardel (1), les raisons qui doivent nous tenir éloignés des stations thermales de l'étranger, sont aussi actuelles qu'elles ont pu l'être les années précédentes, qu'on les envisage au point de vue de la thérapeutique, ou qu'on passe appel à des idées d'un ordre différent. »

Voici à présent semblable thème. Nous allons demander un séjour d'hiver à Gênes, à Naples, à Palerme, au Caire, à Madère, quand l'Algérie toute entière est à notre discrétion ! Alger, station hivernale, parvient enfin à prendre rang, à la suite de l'initiative étrangère, qu'on n'en doute pas. La vieille cité des pirates, si transfigurée, aura longtemps encore des rivales : la routine inerte, la vogue aveugle, tels inconvénients locaux, des avantages climatériques partagés, tels sont les éléments de ce « struggle for life » dont, au milieu de si chaudes compétitions, il n'est pas permis de prédire l'issue.

Eh bien ! il lui vient aujourd'hui un appoint décisif, j'entends à la cause algérienne toute entière : un étranger a *découvert* une station presque méditerranéenne, qui joint au bienfait de deux sources minérales salutaires à spécialisations différentes et presque universelles, les avantages d'un séjour d'hiver favorisé, dans le cadre de la plus belle nature, et pourvu de la façon la plus complète, au point de vue des exigences matérielles ; réunion de priviléges unique au monde.

Mon Dieu, tout, dans cette trouvaille, n'est pas également neuf. Il y a près de trente ans que la réalisation de tels Edens avait été entrevue et sollicitée, non pas sur un point, mais sur toute la surface de l'Algérie, par un observateur judicieux et un excellent esprit, mais national, mais local et partant, récusé !

« Ce qui manque aux eaux minérales de France, pourtant si riches et si variées, disait Milon (2) ; ce que rien au monde ne saurait leur donner, c'est un climat tempéré durant les mois d'hiver. Dès que l'été

<hr>

(1) Les Eaux minérales et les Maladies chroniques.
(2) Note sur une Eau minérale du Frais-Vallon, près d'Alger, 1855.

finit, on les déserte ; la fraîcheur des nuits, l'abondance des pluies en troublent les effets ; septembre arrive, et la saison est close....

» Sans doute, c'est toujours un grand avantage pour un valétudinaire de remplacer un hiver du nord par un hiver du midi de la France ; mais qu'il y a loin de là à certaines contrées méridionales, voisines de la mer, et dans lesquelles règne, durant toute la période hivernale, une inaltérable douceur de température et d'atmosphère ! Là l'hiver n'existe pas ; c'est évidemment là qu'on doit réaliser l'idée bienfaisante et logique de continuer la cure des eaux minérales sous un climat tempéré, entièrement exempt de neiges, de gelées et de frimas. Signaler ces contrées, c'est désigner l'Algérie et plus particulièrement tout ce littoral délicieux où elle développe plaines et coteaux, entre l'Atlas et la Méditerranée.

» Dès qu'on connaîtra mieux les avantages de cette situation, dès que la médecine et l'hygiène les auront proclamés, on aura l'ambition de n'en rien perdre : on demandera à l'Algérie de fournir des eaux thermales similaires aux principales de France ; on y poursuivra sans interruption la guérison qu'un ciel humide et glacial venait paralyser...

» L'Algérie, nous nous croyons fondé à le prédire, sera en mesure de satisfaire aux vœux des malades les plus exigeants que l'Europe lui aura légués, la richesse et la variété de ses eaux minérales ne laissant rien à désirer... Cherchez un peu dans ces gorges délicieuses de l'Atlas, vous y trouverez les succursales de Barèges, de Plombières, de Spa, de Sedlitz, de Pullna ; débarquez à Alger, passez la Mitidja et vous y êtes. Il ne faudrait pas beaucoup d'imagination pour tracer autour de ces sources, sur des ruines romaines, à côté de la tente de l'Arabe et de l'Israélite aux costumes bibliques, un joli groupe de maisons parisiennes, dans le style d'Auteuil et de Neuilly. On encadrerait le tout de la végétation magique des Hespérides et de roches dignes du vieil Atlas. »

Au-delà de la Mitidja, une succursale de Plombiè-res et de Spa, sous un ciel entièrement exempt de neiges, de gelées et de frimas, au sein des gorges délicieuses de l'Atlas, des ruines romaines relevées, devenant de confortables maisons modernes, pouvait-on plus explicitement prendre à partie Hammam-Rira ?

Ce chaleureux appel a eu son tardif écho.

Un philauthrope, plutôt qu'un spéculateur, M. Ar-lès Dufour, s'est rendu concessionnaire des sources d'Hammam-Rira, où il creuse des bassins, crée un hôpital pour les indigents, et élève un hôtel dont l'aménagement et les proportions ne laisseront rien à désirer des grands hôtels des stations suisses.

Un médecin anglais fait connaître au monde médical l'avénement de la station nouvelle, que le hasard lui a révélée. Rentré d'une excursion à Hammam-Rira, émerveillé des ressources thermales, des beautés de la nature, de la splendeur du climat, des promesses de l'établissement naissant, de cette impression est sorti l'article qu'on va lire.

Le docteur T. Lander Brunton n'est pas le premier venu.

Rédacteur en chef d'une publication médicale les plus estimées en Angleterre et à l'Etranger, *The Prac-titioner* (1), membre du Collége royal des médecins de Londres, médecin-adjoint de l'hopital de Saint-Barthélemy, et professeur de matière médicale et de thérapeutique près le même hôpital, c'est une bonne fortune pour Hammam-Rhira qu'un tel patronage.

Le mémoire sur « *Hammam-Rira : Station d'hiver pour les goutteux et les rhumatisants,* » est l'arti-cle *leader* du numéro d'avril 1881, de son recueil.

On ne doit pas s'attendre à une étude clinique dé-taillée sur les propriétés thérapeutiques des sources d'Hammam-Rira ou sur les indications complexes auxquelles elles ressortissent. Le D' Lander Brunton ne pouvait avoir la prétention, entre deux excursions,

____

(1) *Journal of therapeutic and public health*, 28, 30, Bedford-Street, Londres.

de résoudre la question thérapeutique sur laquelle se sont exercés, depuis nombre d'années déjà, les membres les plus distingués de la médecine militaire : Ferraton, Lelorrain, Besançon, Leplat, Renard, etc. Grâce à eux, d'ailleurs, bien des résultats sont définitivement acquis à la pratique.

Il s'agit plutôt d'une de ces courtes notices sans prétention, comme il s'en publie dans toutes les stations en vogue, s'adressant presqu'autant aux gens du monde qu'aux médecins, donnant aux uns une idée d'ensemble sur la portée thérapeutique des eaux ou du séjour, faisant connaître aux autres le pays où ils abordent, les ressources qu'ils doivent y rencontrer. Une autre partie suivra, l'auteur en prend l'engagement, où se compléteront ces indications de premier jet.

Le traitement thermal peut être suivi, à Hammam-Rira, d'après le Dr Lander Brunton, pendant huit mois, d'octobre à juin. Les goutteux et les rhumatisants constituent le genre de malades pouvant tirer le plus de profit du séjour aussi bien que des sources salines et gazeuses d'Hammam-Rira. Mais les phthisiques dont l'affection, torpide d'ailleurs, paraît n'être qu'une exagération des diathèses lymphatique ou strumouse, les phthisiques surtout que minent des complications dyspeptiques, peuvent y trouver également un séjour permanent des plus profitables ; ils fuiront, s'il le faut, les chaleurs de l'été ou le mauvais temps d'hiver, en descendant à Alger.

L'eau ferrugineuse acidulée froide d'Hammam-Rira mériterait d'être mieux connue et plus répandue ; d'un goût agréable, très analogue à l'eau d'Orezza, parfaitement transportable, c'est peu que quelques hôpitaux militaires du voisinage ou quelques tables d'officiers, comme nous faisions à Cherchell, il y a quelques années, soient seuls admis à tirer profit de ses propriétés digestives et reconstituantes. Bien captée et bien embouteillée, elle devrait être, pour toute l'Algérie substituée à toutes les similaires exotiques.

Quelle source de richesses pour l'Algérie, si un tel exemple était suivi et si quelques-unes seulement des sources dont la contrée est si abondamment pourvue étaient dotées d'une installation en rapport avec leur valeur ! Le D' E. L. Bertherand comptait, dès 1875, 200 sources algériennes correspondant aux situations topographiques et aux conditions climatériques les plus variées, et diversifiant à l'infini les indications de leur emploi. Le nombre s'est encore accru. Tout récemment, nous avions l'occasion de signaler aux environs de Lalla Marnia, et d'ajouter aux ressources thermales considérables que possède déjà cette région, une nouvelle source sulfurée chlorurée chaude, constituant une espèce thermale rare en tout pays. (1)

Quoi qu'il en soit, la création d'un établissement modèle, station d'hiver, station thermale, comme celle d'Hammam-Rira ne saurait manquer de stimuler l'initiative sur d'autres points du territoire algérien, et on ne peut que souhaiter à ces entreprises cette même bonne fortune et ce gage d'une prospérité désormais assurée : qu'un étranger s'en fasse l'initiateur.

D' L.

« La raison de l'efficacité des eaux thermales est un sujet d'éternelle discussion. Les uns invoquent la température, d'autres la composition chimique, ceux-ci les influences atmosphériques, ceux-là encore les changements d'habitudes des malades, le régime nouveau, et l'exercice auquel on s'astreint. Mais si les opinions se partagent sur le pourquoi, il n'y a qu'une voix sur le fait de leur utilité dans des cas rebelles de goutte ou de rhumatisme : quand le malade a épuisé chez lui toutes les ressources de la thérapeutique, il ne reste qu'à prescrire telle ou telle station thermale. Le choix est facile quand il s'agit

(1) Les Eaux thermales des environs de Lalla-Marnia, 1880.

d'une saison de printemps ou d'été. On n'a que l'embarras entre Wiesbaden, Wilbad, Baden-Baden, Aix-la-Chapelle, Aix-les-Bains, Vichy et tant d'autres résidences allemandes, françaises ou suisses. Il n'en est pas de même quand il s'agit de prendre une décision en vue de l'automne, la plupart de ces stations fermant en septembre. Sans doute, dans beaucoup de ces localités, peut-être dans le plus grand nombre les bains, également avantageux pendant tout l'hiver, restent à la disposition des malades. Mais en fait, c'est le désert, les hôtels sont fermés, ou ceux qui tiennent bon, végètent avec quelques rares clients.

Quant aux médecins consultants, en est-il un seul qui demeure, la belle saison finie ?

Le malade qui passe outre à ces inconvénients et se rend à une de ces deux stations, pourra sans doute retirer encore de grands bénéfices de son traitement, cela est vrai ; mais il court de grands risques. L'hiver est rigoureux, et la transition du bain chaud à une atmosphère glaciale n'est pas sans entraîner des dangers de refroidissement. De plus on est seul, on se laisse facilement abattre et porter à la tristesse. On est, en quelque sorte, privé de tout exercice ; un goutteux, un rhumatisant qui ne peuvent faire de longues promenades et éprouvent le besoin de se reposer à chaque instant, sont confinés à la maison presque sans relâche, quand la température est basse à l'extérieur.

La supériorité des stations dont le climat d'hiver correspondrait à peu près à notre saison d'été d'Angleterre, est incontestable ; mais jusqu'à présent, je ne vois guère qu'Ischia ou Castellanave, qui rentrent dans ces conditions. Ce sont là, certainement, deux stations précieuses ; mais les malades, gens à caprices, reculent souvent devant cet interminable voyage à railway jusqu'à Naples ; puis c'est l'installation à Castellanave ; pour Ischia, ils appréhendent la traversée, peu sûre, quoique courte.

Une autre station qui offre un séjour d'hiver très-avantageux pour les goutteux et les rhumatisants, c'est Helouan, près le Caire, avec ses eaux sulfureuses et son splendide climat. Mais jusqu'à présent, l'installation est encore bien primitive ; c'est là un voyage considérable, dispendieux, et la vie y est hors de prix.

La station thermale dont je me propose d'entretenir les lecteurs, Hammam-Rira, a encore peu de notoriété ; mais il y a là assez d'éléments de prospérité pour que la vogue s'en empare incessamment. En ayant entendu parler, par hasard pendant un récent voyage à Alger, je poussai jusque-là dans l'unique but de m'assurer si on ne pourrait pas en recommander le séjour, aux lieu et place d'Alger, aux malades de la poitrine. A ma grande surprise c'était bien cela, mais mieux que cela encore : sous un ciel privilégié, au centre de la plus belle nature, Hammam-Rira possède une eau ferrugineuse froide pour l'usage interne, et des bains d'eau saline chaude.

Alger est à 60 milles Nord-Est, et la côte, en droite ligne, à 15 milles.

La chaine du petit Atlas court parallèlement à la côte séparée de la mer par la plaine de la Mitidja, qui s'étend d'un côté jusque près d'Alger, et est fermée à l'Ouest par une ramification de cette même montagne qui gagne la mer directement au Nord : c'est dans les collines de ce massif que se trouve Hammam-Rira.

La lumière n'est pas encore complètement faite sur les vertus de ces eaux, et cependant leur utilisation remonte à des siècles. C'est là que florissait sous Tibère, en l'an 33 après Jésus-Christ, la ville d'Aquœ Calidœ. Il est même probable, bien qu'on n'en ait pas de témoignage historique authentique, que cette réputation date de plus loin encore. On a mis au jour, pour les fondations du nouvel hôtel, des pierres où je retrouve l'appareil phénicien, comme en Syrie, comme sur les assises du temple de Salomon à Jérusalem, construit par des travailleurs phéniciens. Lors de la fondation de Carthage, les ouvriers apportèrent évidemment dans leur nouvelle patrie leurs procédés habituels ; et on reconnaît facilement ici la main-d'œuvre carthaginoise. Il est possible, certainement, que ces travaux aient été exécutés sous les ordres des Romains, mais il est plus probable que les Carthaginois utilisaient déjà ces sources avant l'arrivée des Romains en Afrique, et que ceux-ci n'ont fait que suivre l'exemple des populations indigènes conquises. Les guerres vandales et la conquête arabe dévastèrent toute la contrée ; mais après la destruction de la ville et de ses thermes, les Arabes n'en ont pas moins continué à fréquenter Hammam-Rira, jusqu'à nos jours.

Lors de la conquête de l'Algérie par les Français, Hammam-Rira attira l'attention des médecins de l'armée qui déterminèrent la création d'un hôpital militaire. En 1842, le docteur Gros, médecin en chef, émettait l'avis que le gouvernement provoquat l'initiative privée à la création d'un établissement où les colons et les étrangers trouveraient à suivre un traitement méthodique dans de bonnes conditions matérielles, et à l'abri du répugnant contact des Arabes.

La réalisation d'un tel projet, cependant, réclamait le concours de capitaux importants, et c'est seulement en 1877 que toutes les conditions nécessaires se sont rencontrées dans la personne de l'honorable M. Arlès Dufour, un capitaliste doublé d'un homme d'action.

L'administration a concédé les sources à M. Arlès Dufour, pour une durée de 99 ans, à la charge de construire, dans le délai de trois ans, un hôpital civil pour les colons indigents, et de réserver des bains pour les Arabes et les Juifs.

L'établissement actuel comporte : l'hôpital militaire, les bains arabes, un hôtel pour les étrangers (la plupart anglais) et des dépendances, avec une ferme. Ces bâtiments sont situés à l'extrémité d'un petit plateau d'une altitude de 1,600 pieds au-dessus du niveau de la mer, regardant le Sud-Ouest.

Une pente rapide mène à la vallée de l'Oued Hammam ; derrière le plateau se dresse un léger monticule. De loin et à première vue, les bains arabes et l'hôtel ne semblent former qu'un seul corps de bâtiment ; mais l'hôtel est bâti à l'extrémité du plateau, dominant les bains arabes assis sur la pente même, qui est assez déclive pour que le toit des bains soit notablement plus bas que le rez-de-chaussée de l'hôtel. Il en résulte que l'hôtel reçoit de première main les eaux qui ne gagnent qu'ensuite la piscine arabe.

D'un côté, l'hôpital militaire, à 200 mètres environ ; à la même distance, de l'autre côté, les dépendances.

L'hôtel occupe un espace carré comprenant une cour intérieure complantée de mûriers, partagée en deux par la salle de billard, en saillie sur le corps de bâtiment. Il ne comporte qu'un rez-de-chaussée, consacré aux bains, sauf du coté nord où un premier étage est occupé par des chambres avec balcon.

A l'extrémité sud-est, une vaste salle à manger ; au sud-ouest, un confortable salon réunissant ces deux pièces et faisant face au sud, une vaste galerie vitrée où les malades peuvent prendre de l'exercice quand le temps ne permet pas de sortir.

Il existe deux piscines ou bassins de natation de peu de profondeur, des cabines pour bains isolés ou pour les douches et des salles chauffées où les malades peuvent reposer après le bain.

L'eau est d'une pureté et d'une transparence remarquables, communiquant, sans épaisseur, au fond et aux parois des piscines, une admirable teinte bleue. La température au griffon est de 45° c. (113° f) dans le bain, elle varie entre 42° et 44° (107 à 110° f.). Elle reste dans la catégorie des salines chaudes, l'élément le plus abondant est le sulfate de chaux. La composition se rapproche beaucoup de celle de l'eau de Bath ou de Baden d'Autriche. L'analyse suivante donne la composition détaillée pour un litre.

ANALYSE DE LA SOURCE CHAUDE.

Température 45° C. (113° F.)

	grammes.
Carbonate de chaux.......	0 207
Carbonate de magnésie. ..	0 030
Sulfate de chaux..........	1 303
Sulfate de magnésie.......	0 172
Sulfate de soude... ..:....	0 017
Chlorure de sodium........	0 439
Chlorure de potassium....	0 091
Silicate de soude.........	0 069
Alumine...................	0 002
Peroxyde de fer..........	des traces
Total........	2.330

La première impression quand on pénètre dans la piscine, est presque pénible ; une fois l'immersion complète, on ressent un véritable bien-être. Le pouls et la respiration subissent une certaine accélération, la peau rougit sensiblement. Après quelques instants survient généralement une transpiration, qui est encore favorisée par la saturation de l'atmosphère ambiante. Rarement le bain est prolongé au delà de 10 à 15 minutes ; il est suivi d'un léger abattement. D'ordinaire on gagne le lit où on repose simplement dans la chambre étuve ; il survient alors d'abondantes sueurs, après quoi, on se retrouve tout à l'aise et dispos.

Les maladies dans lesquelles ces bains se montrent journellement efficaces sont : le rhumatisme chronique articulaire ou musculaire, la goutte, les raideurs tendineuses, les douleurs erratiques, les névralgies d'origine rhumatismale, certaines lésions osseuses et certains troubles circulatoires, la scrofule, les maladies nerveuses et cutanées.

Les affections des os dans lesquelles elles réussissent, sont : la périostite, la carie, les consolidations vicieuses. Elles rendent de grands services dans les anciennes blessures de guerre, les cicatrices douloureuses, les ulcères chroniques, puis dans les engorgements ganglionnaires, les varices, la chorée, les syphilides. La prostatite, le catarrhe vésical ou renal s'en trouvent également bien. Le catarrhe et les ulcérations du col de l'utérus cèdent à l'application des douches chaudes.

Mais à cela ne se bornent pas les ressources hygiéniques d'Hammam-Rira. A moins d'un mille de distance, naît une eau ferrugineuse amenée par une conduite à un pavillon où elle se distribue. Cette eau renferme du carbonate de fer et de l'acide carbonique libre, puis quelques sels donnés par l'analyse suivante :

ANALYSE DE LA SOURCE FROIDE FERRUGINEUSE

Température 19° c. (66. 2 F).

Un litre d'eau renferme les substances suivantes :

	grammes.
Bicarbonate de fer	0 0100
Acide carbonique	0 8820
Bicarbonate de chaux...........	0 9411
Bicarbonate de magnésie.......	0 0314
Bicarbonate de strontiane......	des traces.
Bicarbonate de manganèse......	0 0008
	1 8653
Sulfure de calcium	0 5338
Sulfate de magnésie...	0 1623
Sulfate de soude.............	0 3425
Chlorure de sodium............	0 2801
Chlorure de potassium........	des traces
Silicate de soude.............	0 0240
Alumine......................	0 0020
Substances organiques........	des traces
Arsénic et phosphore..........	id.
Total......	3 2100

La proportion du fer est trop faible pour que l'eau en contracte une saveur atramentaire désagréable ; l'acide carbonique est en quantité suffisante pour en faire une très agréable eau de table gazeuse ; on s'en sert d'ailleurs à ce titre à l'hôtel. Elle se mêle parfaitement au vin ; mais elle passe, toute fraîche, pour troubler le vermouth. Loin de provoquer la constipation, elle aurait plutôt une action laxative due à la présence des sels mentionnés. Des cas de constipation opiniâtre ont cédé à un emploi suffisamment continué.

On devait s'attendre à lui trouver de l'efficacité dans la chlorose, l'anémie et les maladies nerveuses qui en dépendent. L'expérience a montré qu'il en est ainsi. La dyspepsie est très souvent et très heureusement combattue. De même l'hépatite chronique et les affections du foie en général. Les personnes en proie à l'impaludisme recouvrent souvent la santé d'une façon extrêmement rapide, sous l'influence de l'eau ferrugineuse et de la douche froide. En raison de la légère augmentation de la sécrétion urinaire et de l'action astringente du fer sur les reins et la vessie, on devra lui trouver encore de l'efficacité, comme à Wildungen dans les cas de calcul rénal.

Des sources chaudes et de l'eau ferrugineuse, ce sont là des ressources thermales dont Hammam-Rira n'a certes pas le monopole. Cela se rencontre dans toute l'Europe. Mais ce qui fait d'Hammam-Rira une station sans rivale, c'est que c'est, en plus, une excellente station d'hiver où les malades peuvent s'adresser, quand toute saison thermale est terminée en Europe.

La température d'Hammam-Rira est plus basse que celle d'Alger même. La température moyenne est, à 9 heures du matin, de 12 à 15° C. (536 à 59° F.), à midi de 18 à 20° (64°4 à 69°8 F.), et à 5 heures 12° à 15° (59°6 à 59°9), L'ardeur du soleil est tempérée par une brise rafraîchissante qui souffle plus spécialement dans l'après-midi. L'humidité varie dans de fortes proportions ; mais rarement ou même jamais, l'atmosphère n'en est chargée au point de causer ce sentiment de pénible pesanteur et cette dépression qu'on ressent sur la côte d'Alger. Au cœur de l'hiver, la température est quelquefois trop basse pour permettre aux malades de la poitrine la vie en plein air, cependant il y a des hivers, comme celui-ci où les malades peuvent, pendant toute la saison, se livrer à l'exercice au grand air.

Les mois les plus agréables sont octobre, novembre et le commencement de décembre. Pendant cette période, la température n'est ni trop haute ni trop basse ; les journées sont belles et soleillées. Pendant la seconde partie de décembre et en janvier le temps est pluvieux ; c'est-à-dire que la pluie tombe pendant trois ou quatre jours de suite, puis le ciel reprend sa sérénité. S'il pleut en décembre, janvier est beau ; mais s'il ne tombe pas d'eau en décembre, c'est janvier qui est généralement mauvais, et février et mars sont encore à giboulées ; mais avril et mai sont généralement superbes. A l'heure qu'il est, le séjour d'Hammam-Rira, pendant la mauvaise saison, manquerait encore de charme pour des malades ; mais l'hiver prochain, quand l'hôtel qui se construit sera achevé, le traitement pourra comprendre huit mois, d'octobre à juin.

Le climat d'Hammam-Rira en fait une station très appropriée au traitement des maladies de poitrine aussi bien que de la goutte et du rhumatisme. Il s'agit surtout de la phthisie chronique des lymphatiques et des strumeux : la dyspepsie concomitante y sera souverainement combattue. Les températures élevées sont nuisibles aux phthisiques. Ce genre de malades et tous ceux d'ailleurs qui séjourneront à Hammam-Rira, pourront très facilement descendre à Alger pendant la saison difficile, de même qu'en d'autres temps, il est très simple pour les personnes qui préfèrent la résidence d'Alger, de s'offrir l'agréable diversion d'un petit séjour à Hammam-Rira.

Une des grandes séductions d'Hammam-Rira, c'est le paysage qui l'encadre, ce sont les belles excursions qu'on peut faire dans toutes les directions aux environs, soit à pied, soit à cheval. Aux pieds de l'hôtel court, de l'Ouest à l'Est, la vallée de l'Oued Hammam. En face, sur l'autre versant, s'aligne la colline qui porte le village de Vesoul Benian. Au-delà, vers le sud, les hauteurs du petit Atlas, étageant leurs chaînons du côté de l'Est où ils ferment l'horizon, à l'Ouest, la masse du Zaccar qui atteint près de 5,000 pieds d'altitude, avec pitons couverts de broussailles et de pins d'Alep, qui viennent rejoindre les collines d'Hammam-Rira ; dans ses replis, des gorges profondes où courrent des torrents tributaires de l'Oued-Hammam. Au Nord, derrière l'hôtel s'étend un petit plateau, l'emplacement de l'ancienne *Aquæ. Calidæ*, à l'extrémité duquel on creuse les fondations du nouvel hôtel dont les constructions sont assez avancées pour en permettre l'ouverture en octobre prochain.

Du haut de la colline, qui, au-delà du plateau, domine l'hôtel de 2 à 300 pieds, on jouit d'une vue admirable. Au Nord-Est, les flots bleus de la Méditerranée et la plaine de la Mitidja, le colossal mausolée de Juba II, roi de Mauritanie, appelé à tort le Tombeau de la Chrétienne. Sur tous les points de l'horizon, des collines escarpées couvertes de broussailles percées çà et là par le roc à nu ou mouchetées de tâches jaunes ou rouges, au sol profondément tourmenté et raviné par les pluies d'hiver. De place en place, un îlot de verdure, où un troupeau de chèvres, conduit par un pâtre arabe, cherche une maigre nourriture ; où des bœufs, attelés à la charrue de bois, grattent l'écorce du sol.

Entre les collines s'ouvrent d'étroites et profondes vallées dont les parois sont tapissées de pins serrés et semés de rares gourbis arabes.

L'aspect général de la contrée est absolument celui des hautes terres d'Ecosse. De loin, la broussaille qui tapisse les collines a l'aspect de la bruyère, et les oliviers sauvages et les lauriers-roses, en massifs ou isolés, donnent le change pour des bouleaux, des saules ou des coudriers. Le climat prête encore à l'illusion. Quand je parcourais, en février, les collines d'Hammam-Rira, sous les chauds rayons du soleil tempéré par une brise rafraîchissante, je retrouvais là si exactement mes impressions de touriste sur les hauteurs des comtés de Perth ou d'Argyle, que j'avais fort à faire à me convaincre que je n'avais pas été soudainement transporté d'Algérie en Ecosse.

On se trouve sous le même charme quand, après avoir gravi les hauteurs, on descend dans les vallées par les sentiers de chèvres qui serpentent sous les pins. Là, pas un souffle appréciable, bien qu'au-dessous de vous, la brise fasse fléchir les cîmes des arbres et que sous leur ombre épaisse, on goûte une agréable fraicheur.

Les amateurs de chasse trouveront une forêt de pins de 1,800 ares à la discrétion des hôtes de l'établissement.

On y peut tirer des perdrix rouges, des lièvres, des lapins, même des chacals et des sangliers, et, à l'occasion, des aigles.

Il y a quelques jolies promenades à la portée de l'hôtel, mais souvent trop éloignées pour être parcourues à pied par des goutteux ou des rhumatisants peu ingambes, ou des phthisiques avancés : ils pourront prendre des ânes et des mulets. En ce moment on trace une route qui mène à la forêt, et les malades qui ne sauraient ni marcher assez longtemps, ni se livrer à l'équitation, pourront encore, en voiture, aller jouir de cette belle nature.

Du reste, M. Arlès Dufour tire admirablement parti de toutes les ressources de la contrée. A la tête d'un vaste capital qu'il utilise très judicieusement au profit des malades, ayant résidé plusieurs années en Angleterre, il est fort au courant des habitudes et des nécessités de la vie anglaise. L'hôtel qu'il construit offrira tout le confortable qu'on rencontre dans les grandes stations d'hiver de la Suisse, et qui fait si complètement défaut dans les résidences d'Espagne et sur les rives africaines de la Méditerranée.

Le confort de l'installation et de la table sont des éléments si importants dans le traitement des personnes qui viennent demander à cette station le rétablissement de leur santé que le climat, en dépit de toutes ses qualités, est abolument impuissant à y suppléer. C'est là une question capitale ; aussi me proposé-je de donner prochainement une description plus détaillée du nouvel hôtel, dans le but de faciliter aux médecins qui auraient l'intention de recommander à leurs malades un séjour d'hiver à Hammam-Rira, les moyens de se décider en connaissance de cause. »

STATION THERMO-MINÉRALE

D'HAMMAM-R'IRHA

(ALGÉRIE)

L'Etablissement est ouvert toute l'année. Le Docteur P. Moret de la Faculté de Paris est spécialement chargé du service médical.

Connue dès la plus haute antiquité, fréquentée par les Romains qui en avaient fait une de leurs plus brillantes stations, n'ayant pas cessé jusqu'à ce jour d'attirer les Arabes qui y viennent en foule, la station thermo-minérale d'Hammam-R'irha, grâce à de nombreux et récents travaux, répond aux besoins variés des malades qui demandent à ses différentes sources la guérison de leurs maux. Séparé par une gorge profonde des collines voisines que surmonte le pic du Zaccar, l'établissement, entouré de plantations, présente tout l'agrément et le confort désirables. Une magnifique terrasse domine toute la vallée de l'Oued-Djer. On y respire un air pur, l'élévation garantit des émanations paludéennes, et la brise de mer tempère les chaleurs de l'été.

A une petite distance de l'établissement se trouve une forêt de pins de 800 hectares, dont la chasse est réservée pour les baigneurs. Les charmantes promenades qu'on y peut faire à pied comme à cheval, l'air embaumé qu'on y respire sont autant d'attraits que tout le monde apprécie. A tous ces avantages, Hammam-R'irha en joint un autre inestimable pour les Européens. Grâce à un ciel toujours clément, les malades peuvent y continuer, même en hiver, un traitement que la mauvaise saison eut interrompue dans les stations du continent. La situation d'Hammam-R'irha, au centre de la colonie, à trois heures de chemin de fer d'Alger, en fait le rendez-vous naturel des Algériens, leur évitant tout voyage d'outre-mer.

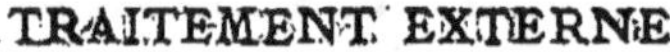

TRAITEMENT EXTERNE

Cette eau d'une température de 43°, si heureusement minéralisée par la nature, coule en grande abondance, et sans interruption dans deux larges piscines, une pour les dames et l'autre pour les hommes. Elle combat avec succès les rhumatismes et la goutte chronique, les suites de blessures de guerre, les névralgies et certaines maladies de la peau parmi les plus rebelles. Grâce à l'installation de bains tempérés, de douches chaudes et froides, écossaises et en cercle, on peut soigner avec d'immenses avantages toutes les affections qui réclament un traitement hydrothérapique complet.

TRAITEMENT INTERNE

La source froide ferrugineuse est très-agréable à boire seule ou avec le vin ; elle excite l'appétit et n'occasionne jamais la constipation reprochée aux préparations de fer. Elle est très efficace contre la chlorose, l'anémie, et particulièrement celle qui persiste si longtemps à la suite des fièvres paludéennes. Elle a aussi une action très heureuse sur les gastralgies, les affections des reins et de la matrice, les suites de couches et la stérilité.

A la station de Bou-Medfa, ligne d'Alger à Oran, une voiture attend à tous les trains et conduit les voyageurs en 1 heure 1/4 jusqu'à l'établissement. Prix 2 fr. 50 c. par personne. M. LALLEMAND tient le buffet et fait ce service.

Toutes les chambres ont des cheminées, sont très confortables et meublées avec goût. Salle à manger de 60 couverts, excellente cuisine, vaste salon avec bibliothèque française et étrangère, journaux, piano, musique, café avec salle de billard, chevaux et mulets pour promenades.

Prix .. { 1er Septembre au 1er Juillet : 9 fr. par jour.
{ 1er Juillet au 1er Septembre : 8 fr. par jour.

Pour plus amples renseignements, s'adresser à Alger, à M. Alphonse Arlès-Dufour.

Bureau de Poste et Télégraphe.

Un grand hôtel est en construction et sera terminé en Novembre 1881.
